AF402591

RAPPORT

A M. LE PRÉFET DE POLICE

SUR LES FAITS DE MORVE DU CHEVAL

COMMUNIQUÉE A L'HOMME.

Paris, 12 octobre 18

Monsieur le préfet,

Vous avez demandé au conseil des renseignements sur différents faits de morve du cheval communiquée à l'homme, et vous l'avez invité, dans le cas de l'affirmative, à examiner s'il n'y avait pas, de la part de l'administration, des mesures à prendre pour prévenir désormais une transmission qui, pour l'homme, serait suivie très-souvent de la mort.

Une commission composée de MM. *Pariset*, *Juge*, le docteur *Emery*, *Guérard* et *Huzard*, vient vous soumettre le résultat de ses conférences à ce sujet.

Quelques considérations préliminaires lui ont paru nécessaires pour mieux motiver ses conclusions.

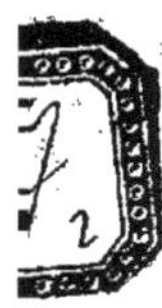

Vers la fin du siècle dernier (1), des mesures très-sévères furent prescrites pour prévenir la transmission de la morve du cheval à cheval. Lors de l'arrêt du roi du 16 juillet 1784 sur cette maladie en particulier, il y avait déjà vingt ans que les écoles vétérinaires étaient instituées ; les hommes qui étaient à leur tête, et qui, sans doute, avaient été consultés, croyaient alors à la contagion entre animaux de même espèce, et ces hommes, sans aucun doute, étaient éclairés et judicieux. Ce qu'il est bon de faire remarquer cependant, c'est qu'il ne paraît pas qu'on ait soupçonné alors que la morve du cheval pût se transmettre à l'homme ;—c'est qu'on ne distinguait pas plusieurs espèces de morve ; — c'est enfin, tant on regarde la maladie comme dangereuse entre animaux de même espèce, qu'on étendait les mesures aux chevaux seulement *suspectés de morve*.

En 1791, un vétérinaire sorti de l'école d'Alfort, et qui en était devenu professeur, *Gilbert*, est encore partisan de la contagion. —Il dit que la maladie peut être aussi bien aiguë que chronique, et il résulte positivement de son écrit qu'*il croit la maladie de nature humorale*. — Il partage, sous ce rapport, l'opinion de presque tous les hippiatres qui l'ont précédé, seulement il regarde la morve comme la même affection que la gourme (2).

Plus tard, des vétérinaires fort instruits, entre autres

---

(1) 1763 et 1777, ordonnances concernant la police du marché aux chevaux de Paris. — 16 juillet 1784, arrêt du roi concernant les maladies contagieuses, particulièrement la morve des chevaux.

(2) *Mémoires d'agriculture, d'économie rurale et domestique*, publiés par la Société royale d'agriculture, année 1791, trimestre d'été, page 35.

Fromage de Feugré, vétérinaire militaire, et Chaumontel, professeur à l'école d'Alfort, commencèrent à jeter des doutes sur la contagion (1).

Quelques années après, un professeur de Lyon, Gohier, se prononçait pour l'opinion contraire, et cela d'après quelques expériences d'inoculation directe (2).

Bientôt un autre professeur d'Alfort, M. Godine jeune, partageant les opinions de son prédécesseur Chaumontel, se prononça de nouveau, dans un écrit presque spécial, contre l'opinion de la nature contagieuse de la morve (3).

Mais ce professeur, en citant des faits à l'appui de sa manière de voir, et en montrant que, dans beaucoup de cas, une même cause agissant simultanément sur un grand nombre d'animaux et leur donnant à tous la même affection avait pu amener la croyance à la contagion sans qu'elle existât réellement, ne détruit pas la probabilité d'une morve contagieuse : il laisse d'autant plus dans le doute à cet égard, qu'il ne décrit pas la maladie et qu'il ne réfute pas même l'opinion de l'hippiatre Lafosse (4), qui dit qu'il y a plusieurs maladies confondues sous le nom de morve, dont une est contagieuse.

Un des membres de la commission a fait, au sujet de

---

(1) *Cours complet d'agriculture théorique, pratique, économique et de médecine rurale et vétérinaire*, par Rozier, 12 vol. in-4, supplém., t. XII, 1805, art. *Morve.*

(2) *Mémoires et observations sur la chirurgie et la médecine vétérinaires*, par J.-B. Gohier, 1813 et 1816, 2 vol. in-8.

(3) *Éléments d'hygiène vétérinaire*, suivis de recherches sur la morve, la pousse, etc., par Godine jeune. 1815, in-8.

(4) *Observations et découvertes faites sur les chevaux*, avec une *nouvelle pratique sur la ferrure*, par le sieur Lafosse, maréchal des petites écuries du roi. 1754, in-8, p. 43. — Ou Dictionnaire raisonné d'hippiatrique, cavalerie, etc., par M. Lafosse (fils). 1775, in-8, 4 vol.

l'opinion de M. Godine jeune, une observation que nous avons cru devoir consigner, c'est que, vers cette époque de 1814 et 1815, le système qui attribuait toutes les affections aux solides dominait à l'école d'Alfort; c'est qu'on n'osait plus croire aux maladies des humeurs et que la morve était regardée comme une maladie des vaisseaux lymphatiques.

Enfin, à deux ans d'intervalle, en 1817, M. Dupuis, aussi professeur à l'école vétérinaire d'Alfort, publia un ouvrage sur la nature même de la maladie : il la regarde, à cette époque, comme une affection tuberculeuse, et il se prononce, comme ses collègues d'Alfort, contre l'opinion de la contagion. Il reconnaît néanmoins une espèce de morve gangréneuse contagieuse, à la manière des affections de ce genre; il parle aussi de morve aiguë et de morve chronique. Comme Gilbert, il pense que la gourme n'est qu'une variété de la morve. Il confirme les conjectures de M. Godine jeune sur les causes de la maladie dans certains cas; mais, malgré les considérations du plus haut intérêt qu'il émet à l'appui de son opinion, il ne peut détruire complétement, pour un esprit non prévenu et qui a bien étudié la question, l'autorité des auteurs précédents qui croient à la contagion. (1).

Nous avons cité à dessein l'opinion de Gilbert et de M. Dupuis sur l'identité de la morve et de la gourme, parce que des vétérinaires, parmi ceux qui ont été de

---

(1) *De l'affection tuberculeuse vulgairement appelée morve, pulmonie, gourme, farcin, fausse gourme, pommelière, phthisie du singe, du chat, du chien et des oiseaux domestiques.* 1817, in-8.

l'opinion de la non-contagion de la morve, ont regardé la gourme comme une maladie différente, et même l'ont regardée comme contagieuse dans certains cas. On voit par là combien on a été peu d'accord sur la maladie dont il s'agit.

Après la publication de l'ouvrage de M. Dupuis, deux camps se formèrent en France : dans l'un se rangèrent les partisans de la contagion entre animaux de l'espèce chevaline, et dans l'autre ceux qui ne croyaient pas à cette contagion. Une foule d'écrits sortirent de la plume des uns et des autres ; mais la question de la contagion ne se trouva pas plus éclaircie.

Néanmoins on peut tirer de ces écrits diverses conclusions. — La *première*, c'est que le farcin, que les anciens hippiatres avaient regardé comme une maladie différente de la morve, n'en est qu'une variété. — La *deuxième*, qu'il y a deux marches de cette affection, morve ou farcin, l'une aiguë, l'autre chronique. — Une *troisième*, c'est que, sous la forme de farcin, sous celle de farcin chronique surtout, la maladie se guérit quelquefois, tandis que, sous forme de morve, soit aiguë, soit chronique, elle ne se guérit que dans des cas très-rares. — Il en résulte encore que le plus grand nombre des jeunes vétérinaires se prononcent contre la contagion, sous quelque forme que ce soit ; — et, quant à la contagion du cheval à l'homme, qu'un seul vétérinaire en France, M. Vogeli, en parle (1). — Quant à la nature intime de la maladie, il en résulte que c'est une ma-

---

(1) *Journal de médecine vétérinaire théorique et pratique*, etc. Janvier 1835, 6ᵉ année, page 70.

ladie générale dans laquelle les fluides sont au moins aussi malades que les solides, dans laquelle la lymphe est surtout altérée et enfin dans laquelle les tissus ou le système lymphatique prédominent, sont les plus malades. On est donc revenu à l'opinion des anciens hippiatres (1).

Ces écrits ayant laissé sans solution positive la question de la propriété contagieuse de la maladie, des expériences ordonnées par M. le ministre de la guerre se font encore dans ce moment pour éclaircir la question de la contagion entre animaux de l'espèce chevaline.

C'est dans cet état des opinions que M. le docteur Rayer est venu rappeler que des médecins avaient publié des faits qui semblaient indiquer que la morve du cheval était même contagieuse pour l'homme, et qu'il en a ajouté de nouveaux que sa pratique lui fournissait (2).

Son travail a fait une vive impression : les faits qui, depuis, sont venus, pour ainsi dire, surgir inopinément des hôpitaux, ont ébranlé les convictions des vétérinaires même les plus prononcés contre la contagion ; car il est évident que, si la maladie est contagieuse du cheval à l'homme, il est impossible presque d'admettre qu'elle ne soit pas contagieuse entre chevaux.

Maintenant les personnes qui cherchent la vérité sans

---

(1) On peut voir, entre autres ouvrages à ce sujet, *Recherches sur la nature et les causes de la morve, et les moyens à employer pour en diminuer les ravages, etc.* ; par J.-B.-C. Rodet, professeur à l'école royale vétérinaire de Toulouse, etc. 1830, in-8. — *Recherches sur la morve et sur le farcin, présentées à la Société royale et centrale d'agriculture de Paris*, par M. Bénard, vétérinaire en premier au troisième escadron des parcs d'artillerie (Mémoires publiés par la Société royale et centrale d'agriculture, année 1835, in-8).

(2) *Mémoires de l'Académie royale de médecine*, tome sixième, 1837, in-4.

prévention sont donc dans le doute et attendent que des expériences ou des faits viennent lever tout à fait le voile en démontrant, ou qu'il y a réellement contagion, ou seulement empoisonnement par un poison animal; et M. Delafond, professeur à l'école royale vétérinaire d'Alfort, semble, dans son ouvrage récent sur la morve, malgré les faits cités par M. Rayer, être de cette dernière opinion (1).

Dans cette circonstance, monsieur le préfet, vous demandez au conseil s'il y a des mesures à prendre relativement aux hommes qui sont journellement en contact avec les chevaux attaqués de morve ou farcin, et relativement aux chevaux eux-mêmes.

Pour répondre aux vues de l'administration, il faut nécessairement partir du point de vue où on est arrivé : malheureusement, en médecine, beaucoup de questions sont douteuses, et c'est précisément de pareilles questions qu'il s'agit ici : nous allons chercher à les exposer le plus clairement possible.

Il résulte des faits que des hommes en contact avec des chevaux morveux ou farcineux, peuvent, surtout lorsque l'affection se montre sous forme aiguë, contracter une maladie semblable, par beaucoup de symptômes, avec la morve du cheval. Il se peut donc, comme quelques médecins et quelques vétérinaires le pensent, que la morve ou farcin aigu dans certains cas, ou qu'une autre maladie confondue jusqu'à présent avec la morve, se communique à l'homme.

____

(1) *De la morve des solipèdes; — Histoire de la morve; — Résumé de ses causes, etc.*, par M. Delafond. In-8º sans date.

Cette contagion semblerait même avoir été démontrée définitivement par des expériences directes d'inoculation de la morve aiguë de l'homme au cheval, si quelques inoculations au cheval d'autres matières animales provenant de sécrétion morbide n'avaient produit également une maladie semblable dans le cheval.

Sous ce premier rapport, il n'est donc pas encore bien prouvé qu'il y a une véritable contagion, et il se pourrait bien qu'il n'y eût qu'un simple empoisonnement par contact d'un poison animal.

Quant à la contagion entre animaux de l'espèce chevaline, une première question est beaucoup plus éclaircie, c'est celle de la contagion de la morve ou farcin aigu. On trouverait maintenant bien peu de vétérinaires qui fussent de l'opinion que cette contagion n'existe pas. Cette contagion doit donc être regardée comme tout à fait réelle.

Mais, quant à la contagion de la morve chronique entre les chevaux, les convictions ne se sont pas formées encore, et beaucoup de vétérinaires ne peuvent y croire.

N'est-ce pas, cependant, parce qu'ils sont placés sous l'influence d'une idée trop exclusive que la plupart se sont faite de la nature de la morve chronique ?

En effet, les uns ne la regardent que comme une irritation lente, locale d'abord, des vaisseaux lymphatiques de la muqueuse nasale, et, par continuité de tissu, de ceux de quelques points du parenchyme pulmonaire ; irritation qui ne produit des symptômes généraux de maladie que quand une partie des lymphatiques des autres organes participent à l'affection, ou quand les tissus sont devenus assez malades pour que leurs fonctions se fassent mal, et pour qu'il y ait alors réaction dans l'organisme ; les autres ne la regardent encore que comme une affection similaire à la phthisie tuberculeuse de l'homme.

Suivant ces manières de considérer la morve chronique, il n'est plus étonnant qu'on ne croie pas à sa contagion ; mais il devient évident que cette affection chronique n'a que des rapports bien éloignés, si même elle en a, avec la morve aiguë, qui ne peut être envisagée ni comme une affection locale, ni comme une affection particulière d'un des tissus généraux, même du tissu lymphatique en particulier, mais bien plutôt comme une affection générale.

Mais alors s'élèvent ces deux questions : 1° si cette morve aiguë contagieuse n'a pas aussi une marche chronique ; et 2° s'il n'y a pas plusieurs maladies confondues, ainsi que l'a pensé Lafosse, sous une même série de symptômes communs, et que, par cette raison, on a appelées du même nom.

Diverses raisons puissantes justifient l'affirmative.

Ainsi, quant au premier point, si l'on fait attention que le farcin aigu est regardé comme une même maladie que la morve aiguë, et qu'en ne paraît pas douter que le farcin chronique ne soit la même affection que le farcin aigu sous une autre forme, on peut bien, par induction, penser que la morve aiguë revêt aussi la forme chronique.

Si l'on fait attention, en outre, que des vétérinaires rapportent avoir vu des morves chroniques devenir aiguës ; enfin, que des écrivains vétérinaires autres que Lafosse, parlent évidemment de la morve chronique comme étant contagieuse; que beaucoup de faits cités par Gohier, par Hurtrel d'Arboval (1) et par d'autres, de la contagion de la morve, se rapportent évidemment à une morve chronique,

Il est difficile de ne pas penser qu'il y a une morve chronique comme il y en a une aiguë, et que c'est la même maladie avec une autre marche (2).

Quant au second point, on ne peut mettre en doute, une fois l'idée adoptée d'une morve chronique de même nature que la morve aiguë contagieuse, qu'il y ait plusieurs autres maladies qu'on ne puisse confondre avec elle, et qui ne sont pas contagieuses.

Alors s'expliquent parfaitement la diversité des opinions des vétérinaires et la croyance du grand nombre à la non-contagion de la morve chronique.

Mais alors, relativement aux mesures à prendre par l'administration, l'embarras s'augmente d'une nouvelle question à résoudre, qui est celle-ci : *Est-il possible de reconnaître les maladies qui se confondent avec la véritable morve chronique, et faut-il faire une catégorie à part des chevaux qui sont attaqués de ces maladies ?*

Cette question s'élève même par rapport aux chevaux attaqués de morve aiguë ; car il est des maladies qui, quelquefois, par leurs symptômes les plus apparents,

---

(1) *Dictionnaire de médecine et de chirurgie vétérinaires*, etc. ; par Hurtrel d'Arboval. Deuxième édit. 1838, 6 vol. in-8.

(2) Depuis la lecture de ce rapport au conseil de salubrité et son adoption, M. V. Leblanc a publié un mémoire où il est tout à fait de cette opinion ; son travail est intitulé : *Des diverses espèces de morve et de farcin considérées comme des formes variées d'une même affection générale contagieuse ; par V. Leblanc, médecin vétérinaire*, etc. 1839. in-8.

ressemblent, momentanément au moins, à cette morve aiguë, et qui ne sont pas cependant mortelles ; il est même
certaines morves aiguës qui, quand elles sont traitées
d'une manière convenable, guérissent ; enfin nous avons
dit que les exemples de guérison du farcin étaient assez
nombreux : il résulte de là qu'il serait fâcheux de confondre tous ces animaux dans une seule catégorie de
mesures administratives, et même qu'il n'est pas possible de le faire.

Pour sortir d'embarras, les vétérinaires ont adopté
depuis longtemps une distinction ; ils ont mis dans une
première catégorie tous les chevaux présentant des signes
de morve qui ne laissent aucune chance de guérison, et
ils ont placé dans une seconde tous les autres animaux
qui, ayant aussi des signes de morve, pouvaient cependant laisser quelque espoir d'une terminaison heureuse
de la maladie, soit que ces animaux n'eussent qu'une
maladie semblable par ses symptômes les plus apparents,
soit qu'ils eussent la morve, mais une morve dont on
pût espérer la cure ; ils ont dit ces derniers animaux
suspects ou *suspectés de morve.*

Cette distinction, qui est motivée, doit nécessairement
entraîner une complication de mesures administratives ;
mais, en permettant d'adopter, à l'égard de certains chevaux, des moyens exceptionnels un peu moins sévères,
elle tempère ce que les mesures générales ont d'acerbe ;
nous proposerons donc de l'adopter.

Comme vous le voyez, monsieur le préfet, les mesures
qu'on peut prendre relativement à la morve des chevaux
par rapport à la salubrité sont complexes et doivent être
de deux ordres : les unes relatives aux hommes qui sont

en contact avec les chevaux morveux et avec ceux suspectés de morve, et les autres relatives aux chevaux eux-mêmes.

Nous allons nous occuper successivement de ces deux ordres de mesures.

1° Relativement aux hommes en contact avec les chevaux morveux ou suspectés de morve.

Il paraît constant, par les faits rassemblés et observés par M. le docteur Rayer, que la morve du cheval, soit qu'elle se transmette à l'homme par contagion, soit qu'elle ne produise qu'un empoisonnement, exerce son action par *inoculation* et par *infection*.

L'*inoculation* est le transport direct du levain contagieux ou du poison dans les tissus ou sur les membranes muqueuses de l'individu sain.

L'*infection* est le transport indirect de la maladie ou du poison par toutes les émanations pulmonaires, cutanées et excrémentitielles de l'animal malade : nous devons rappeler comme certain que l'infection est d'autant plus à redouter, que les locaux où se trouvent ensemble l'être sain et l'être malade sont plus petits et moins aérés, et qu'il y a un plus grand nombre d'animaux malades entassés dans ces locaux. On sait encore, par expérience, que l'infection a lieu beaucoup plus facilement dans l'état de sommeil ; enfin qu'elle est plus à redouter, en général, pour les individus dont la constitution est affaiblie d'une manière ou d'autre.

Ces diverses raisons doivent faire défendre de laisser coucher les palefreniers dans les écuries des chevaux morveux ou suspectés de morve.

Elles devraient même faire défendre aux palefreniers mal portants, à tous ceux qui ont des blessures quelconques, à ceux même qui n'ont que des écorchures ou de simples crevasses à la peau, de panser ces mêmes chevaux, et même de nettoyer leurs écuries.

Mais la difficulté de pouvoir surveiller l'exécution de cette dernière prescription réduit, pour ainsi dire, l'administration à de simples vœux à cet égard.

La commission et le conseil ont pensé alors, qu'une instruction rédigée pour les hommes chargés de panser les chevaux suspectés de morve pourrait, mieux qu'une ordonnance restrictive, prévenir la récidive des accidents qui ont été signalés. Cette instruction comprendrait nécessairement aussi les soins que devraient prendre les personnes qui, en soignant les animaux, se seraient blessées et pourraient craindre de s'être inoculé le virus ou le poison.

Il faut espérer, néanmoins, que l'attention des personnes qui auront des chevaux suspectés de morve étant désormais appelée sur les dangers que courent les hommes chargés de soigner ces animaux, les accidents malheureux qui se sont produits ne se renouvelleront pas, ou que, du moins, ils deviendront plus rares et ne seront plus dus qu'à des imprudences impardonnables (1).

---

(1) La commission, non contente de proposer de faire défendre de laisser coucher les palefreniers dans les écuries des chevaux morveux, aurait voulu même qu'on défendît de laisser les palefreniers coucher dans les écuries des chevaux sains, et cela par les raisons suivantes :

Si, dans beaucoup de cas, il n'y a pas, dans la santé des hommes qui couchent dans les écuries, de dérangements qu'on puisse attribuer d'une manière positive à ce séjour, il n'est pas prouvé que quelques-uns

2° *Par rapport aux chevaux morveux et à ceux qui sont suspectés de morve.*

Nous avons dit que les vétérinaires étaient à peu près tous, maintenant, d'accord que la morve aiguë était contagieuse; nous avons ajouté qu'il y avait probabilité que cette morve aiguë avait une marche chronique dans laquelle elle pouvait conserver sa propriété contagieuse. Or des mesures de police administrative ayant été prescrites et étant journellement exécutées pour parer aux inconvénients que présente cet état de choses, il ne s'agissait, pour la commission, que d'examiner si ces mesures remplissaient bien le but : sous ce rapport, la commission n'a vu que des modifications très légères à faire à ce qui existe.

En effet, si, d'une part, la transmission de la morve du cheval ou celle d'un poison animal à l'homme est

---

n'en sont pas une suite, surtout quand ces écuries ne sont pas assez aérées. Ce que nous disons des écuries s'applique aux vacheries, aux bergeries, aux salles mêmes encombrées d'hommes. Il est, en effet, avéré que l'air des logements fermés, quels que soient les animaux qui les occupent, est vicié petit à petit; qu'outre la diminution qu'il éprouve dans sa quantité proportionnelle d'oxygène, il s'y mélange certains miasmes saisissables aux sens, tels que des odeurs, et même aux agents chimiques, tels que de l'acide carbonique et de l'humidité entraînant des corpuscules animaux. Beaucoup de médecins ont attribué des cas de maladie chez l'homme à un pareil séjour, surtout quand la nature des travaux obligeait les personnes à rester encore une partie de la journée dans les mêmes logements.

Mais le conseil a pensé que le fait de coucher dans les écuries des chevaux sains pouvant ne pas être dangereux dans les cas où ces écuries seraient assez aérées, on ne pouvait en faire la défense ou même en donner le conseil dans une ordonnance de police sanitaire.

venue faire découvrir dans cette maladie un danger
très-grave de plus, d'un autre côté les observations
nouvelles des vétérinaires ont prouvé, sans aucun
doute, que la contagion entre chevaux n'était ni aussi
facile, ni aussi commune qu'on le croyait autrefois. Il n'a
donc pas paru à la commission opportun d'ajouter aux
anciens règlements des règlements plus sévères : elle
avait même d'abord pensé qu'on pouvait se départir un
peu de la sévérité de ces règlements, en permettant aux
propriétaires des animaux morveux de les faire traiter
sous certaines conditions ; mais en considérant que
cette permission aurait pour résultat de prolonger le
contact des animaux malades avec l'homme et, par con-
séquent, les chances de danger pour l'homme, elle
s'est rangée de l'avis qu'il fallait au moins rester dans
la sévérité des mesures actuelles, d'autant que l'habi-
tude de la sujétion à ces mesures avait rendu leur exécution assez facile.

Il n'a donc paru nécessaire à la commission que de
préciser un peu mieux les mesures relatives aux chevaux
qui sont dits suspectés de morve.

La commission avait cru d'abord qu'on pouvait faire
une catégorie à part des chevaux qui sont attaqués de
ces maladies qui ressemblent à la morve chronique,
mais qui, cependant, paraissent ne présenter aucun
danger sous le rapport de la contagion ; elle avait même
proposé au conseil, dans un premier rapport qui n'a
point été adopté, la série des mesures qu'elle croyait
convenables, pour que, si, par accident, un cheval réellement morveux se fût glissé parmi les premiers, il ne
pût leur communiquer la maladie ; mais d'autres considérations lui ont fait abandonner sa première idée :

C'est que les mesures à prescrire étaient, à peu de chose près, les mêmes que celles à prescrire pour les chevaux morveux dont on pouvait encore espérer la guérison;

C'est que, surtout sous prétexte de conserver des animaux seulement attaqués des maladies dont il s'agit, on aurait pu avoir des chevaux attaqués de la véritable morve, et qu'on aurait créé ainsi de nouvelles chances de danger pour l'homme;

C'est que, si la circonstance se présentait où le propriétaire d'un pareil animal demandait la permission de s'en servir, l'autorité compétente serait toujours à même d'accorder une permission exceptionnelle, s'il n'y avait toutefois pas d'inconvénient, et qu'alors ce serait une exception et non pas la règle.

Ce qui diminue enfin la nécessité d'une catégorie d'animaux de ce genre, c'est que ceux qui pourraient s'y trouver tomberont dans celle des chevaux qui sont dits *suspectés de morve*, et, comme tels, qu'ils pourront, en toutes circonstances, être soumis aux mêmes mesures exceptionnelles, comme ils le sont sous les mesures actuelles de police municipale.

D'après ces considérations diverses, la commission vous soumet les bases suivantes d'une police relative à la morve des chevaux (1).

---

(1) Le conseil de salubrité étant purement consultatif, ses propositions, dans quelques cas, ne sont que de simples renseignements dont l'administration s'entoure et s'appuie pour arriver à des mesures d'ordre public; tel est le cas relativement au sujet grave traité dans ce rapport. En permettant sa publication, l'administration a pensé qu'il pourrait servir à amener la solution d'une question difficile.

(Note du rapporteur).

Par rapport aux palefreniers.

Art. 1er. Il est défendu à qui que ce soit de coucher ou de faire coucher des palefreniers dans les écuries où il se trouverait des chevaux seulement suspectés de morve. Il est défendu même de coucher et de faire coucher des palefreniers dans des écuries servant d'infirmeries de chevaux, et même dans tout local servant à loger des animaux malades, de quelque espèce qu'ils soient.

Art. 2. Les personnes qui seraient exceptionnellement autorisées à traiter des chevaux morveux ou suspectés de morve, ou qui auraient des infirmeries vétérinaires et qui voudraient faire surveiller leurs animaux pendant la nuit, devront faire établir la chambre du gardien de manière qu'elle ne communique point dans l'écurie, et que la surveillance s'exerce au moyen d'un châssis vitré.

Par rapport aux chevaux morveux, farcineux ou seulement suspectés de morve.

Art. 3. Toute personne qui aurait en sa possession des chevaux, ânes ou mulets atteints ou suspectés de morve ou de farcin, sera tenue d'en faire sur-le-champ sa déclaration, dans les communes rurales du ressort de la préfecture de police devant le maire, et, à Paris, devant un commissaire de police.

Art. 4. Il est défendu de vendre et d'exposer en vente, dans les marchés et partout ailleurs, des chevaux, ânes et mulets atteints ou seulement suspectés de morve ou de farcin. Il est également défendu d'employer à un service quelconque et même de conduire sur la voie publique les animaux qui se trouveront dans ce cas.

Art. 5. Il sera fait de fréquentes visites par un vétérinaire ou par tout autre préposé à cet effet, soit dans les marchés, soit sur les places affectées au stationnement des voitures de place, et sur tous autres points de la voie publique, à l'effet de rechercher les animaux présentant des signes de morve ou de farcin.

Art. 6. Les animaux qui seront dans le cas des articles précédents seront, à Paris, conduits dans une fourrière destinée à les recevoir, et, dans les communes rurales, conduits dans une fourrière semblable, s'il y en a une, ou consignés chez le propriétaire, s'il est habitant de la commune, ou consignés dans tel endroit que le maire jugera convenable, si le propriétaire de l'animal n'est pas un habitant de cette commune.

L'animal, dans le plus court délai possible, sera visité par un vétérinaire désigné par l'autorité.

Art. 7. Si l'animal est reconnu sain par le vétérinaire commis par l'autorité, il sera rendu au propriétaire.

Art. 8. Si le cheval est reconnu morveux ou farcineux incurable par le vétérinaire, et si le propriétaire consent à ce que l'animal soit abattu, il sera marqué d'une M faite au ciseau dans le poil de la croupe, pour être livré sans délai à l'équarrisseur. Il sera dressé de la visite un procès-verbal qui contiendra le consentement à l'abatage.

L'abatage devra avoir lieu en présence du vétérinaire ou de tout autre préposé de l'administration, qui en rendra compte au préfet.

Art. 9. Si le propriétaire ne consent pas à l'abatage, il nommera un vétérinaire breveté des écoles pour visiter l'animal d'une manière contradictoire : en cas de dissidence, il sera nommé un tiers expert par l'autorité, qui, sur le rapport de ce tiers expert, statuera ce qu'il appartiendra.

Art. 10. Si, d'après la visite du tiers expert, l'animal est déclaré morveux ou farcineux incurable, il sera abattu comme il est dit à l'article 8.

Toutefois le propriétaire pourra, à ses frais, faire conduire l'animal à l'école d'Alfort, pour y être traité si l'École juge devoir essayer un traitement; sinon l'animal sera abattu immédiatement dans ladite École ou livré à son équarrisseur.

Art. 11. Si l'animal est déclaré, par le vétérinaire de l'administration ou par le tiers expert vétérinaire, seulement *suspecté de morve ou atteint de farcin dont la guérison est encore à espérer*, il sera loisible au propriétaire de le faire traiter, soit à l'école royale d'Alfort, soit dans sa propre écurie ; mais, dans ce dernier cas, aux conditions suivantes :

L'animal sera marqué d'un signe représentant une équerre tracée au ciseau dans le poil, au défaut de l'épaule gauche.

L'écurie où devra être placé le cheval en traitement, non-seulement sera isolée de manière qu'elle ne puisse présenter de danger de contagion pour les animaux bien portants, mais encore elle devra être très-saine et suffisamment large pour que le traitement et le pansement soient faciles ; elle ne devra même contenir aucun autre cheval ou animal quelconque.

Cette écurie sera désignée au vétérinaire de l'administration, et l'animal ne pourra y être placé que sur l'avis de ce vétérinaire, et d'après la permission de l'autorité. Jusqu'à ce moment l'animal restera dans la fourrière destinée aux animaux suspects de morve.

L'animal en traitement ne pourra plus ni travailler ni même être promené sur la voie publique ou dans tout autre lieu où il pourrait se trouver en contact avec des animaux sains.

Enfin il devra toujours être soumis aux visites des préposés de l'administration.

S'il paraissait guéri, le propriétaire en ferait la déclaration à l'autorité qui, sur une nouvelle visite du vétérinaire commis par elle, donnera ou refusera l'autorisation de s'en servir aux travaux ordinaires.

ART. 12. Lorsque le cheval suspecté de morve aura été arrêté loin de la demeure du maître, et lorsque celui-ci fera traiter l'animal soit chez lui, soit à l'école d'Alfort, l'autorité désignera la route que le cheval devra suivre, les lieux où il devra stationner si la route est trop longue pour être parcourue en une seule marche ; et le propriétaire devra se conformer strictement à ces prescriptions ; il ne devra surtout pas faire passer la nuit à l'animal dans tout local servant à des chevaux sains.

Toutes les fois que l'autorité le jugera convenable, elle fera acompagner l'animal suspect par un préposé et ce aux frais du propriétaire.

Enfin, si celui-ci habite une autre commune que celle où l'arrestation aura été opérée, l'autorité qui aura fait l'arrestation préviendra aussitôt, de tout ce qui se sera passé, le maire de la commune du propriétaire.

Art. 13. Des visites par un vétérinaire commis par l'autorité seront faites de temps en temps dans les écuries des entrepreneurs de diligences, de messageries, des aubergistes, des voituriers, rouliers, maîtres de poste, loueurs de voitures et marchands de chevaux.

Toutes les fois qu'il sera nécessaire, l'expert vétérinaire sera accompagné dans ces visites par le maire de la commune ou par le commissaire de police.

Il sera procédé, à l'égard des chevaux malades dans ces établissements, comme il est dit aux articles 8, 9, 10 et 11.

Art. 14. Faute, par le propriétaire qui aurait des animaux dans le cas de l'article 11, de vouloir ou de pouvoir se conformer aux prescriptions de cet article, les animaux suspectés de morve ou farcineux seront conduits à la fourrière destinée à recevoir ces animaux.

Le propriétaire sera tenu de consigner le montant des frais de nourriture pour huit jours, sauf la restitution d'une partie de ces frais, si l'animal était abattu ou rendu avant l'expiration de la huitaine.

Si le propriétaire se refusait à faire cette consignation, l'animal serait abattu.

Art. 15. Les écuries et autres localités dans lesquelles auront séjourné les animaux morveux, farcineux ou seulement suspectés de morve seront aérées et purifiées à la diligence des maires ou des commissaires de police par les soins des personnes de l'art.

Ces écuries ne pourront être occupées par d'autres animaux qu'après qu'il aura été constaté, en présence d'un expert vétérinaire, que les causes d'infection n'existent plus.

Ces dispositions seront également applicables aux équipages, harnais et colliers.

Dispositions générales.

Art. 16. La présente ordonnance sera affichée dans les écuries des entrepreneurs de diligences, de messageries, des aubergistes, des voituriers, rouliers, maîtres de poste, loueurs de voitures, marchands de chevaux, et dans toutes les infirmeries vétérinaires.

Telles nous ont paru devoir être les bases du nouveau règlement à intervenir; il différerait de l'ancien sous les rapports suivants :

1° Défense de faire coucher les palefreniers dans les écuries des chevaux morveux, mais même dans celles destinées aux chevaux malades de toutes autres maladies.

2° Mesures plus précises relatives aux animaux seulement suspectés de morve.

Avant de terminer ce rapport, nous vous demanderons, monsieur le préfet, encore un moment d'attention.

L'infirmerie de chevaux *suspectés de morve* qui s'était formée allée des Veuves, aux Champs-Élysées, et les demandes fréquentes adressées à l'administration par des soi-disant guérisseurs de la morve, de faire les preuves de l'efficacité de leur moyen, ont fait penser que des permissions de traiter des chevaux morveux dans des infirmeries spéciales pourraient être de nouveau demandées à l'autorité.

La commission a donc agité la question de savoir s'il fallait, dès à présent, décider que ces permissions seraient ou accordées ou refusées; mais en considérant que la marche, adoptée par M. le ministre de l'agriculture et du commerce, de mettre, dans l'une ou l'autre des écoles vétérinaires, à la disposition des personnes qui croient posséder de pareils secrets, des locaux convenables à leurs expériences, concilie le but de l'avancement de la science avec la salubrité publique; en considérant, de plus, qu'en ne prenant aucune décision à l'avance, l'administration reste maîtresse d'adopter telle mesure qui lui semblerait convenable, si toutefois les demandes de pareilles permissions étaient faites par des hommes d'une moralité reconnue et qui donnassent, dans les moyens d'exécution, toutes les garanties convenables, la commission a pensé qu'il ne fallait rien statuer à cet égard.

Nous terminerons enfin ce rapport en venant au-devant d'un reproche qu'on pourrait nous adresser, celui de n'avoir pas décrit la morve. Le motif de notre réserve, à cet égard, est qu'en adoptant des mesures relatives, non-seulement aux *chevaux morveux,* mais encore relatives à ceux qui sont *suspectés de morve,* tout animal qui pourra donner lieu à la contagion ou à quelque danger se trouvera compris au moins dans ces derniers et soumis aux mesures qui les concernent, quelles qu'elles soient.

En second lieu, c'est que cette description aurait été trop longue dans un pareil rapport; enfin, c'est que les derniers ouvrages publiés sur la morve et le farcin, et que nous avons cités, ne laissent rien à désirer à cet égard.

Signé PARISET, JUGE, le docteur EMERY, GUÉRARD; HUZARD, *Rapporteur.*

Approuvé par le Conseil, dans sa séance du 8 novembre 1839,

Signé GAULTIER DE CLAUBRY, *Président;* BUSSY, *Secrétaire.*

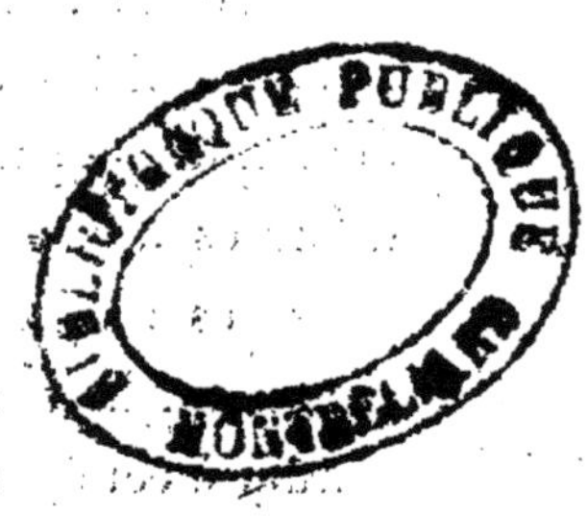

Imprimerie de L. BOUCHARD-HUZARD, rue de l'Éperon, 7.

9 782016 140086